Besuchen Sie uns im Internet:

www.glaubenssachen.de

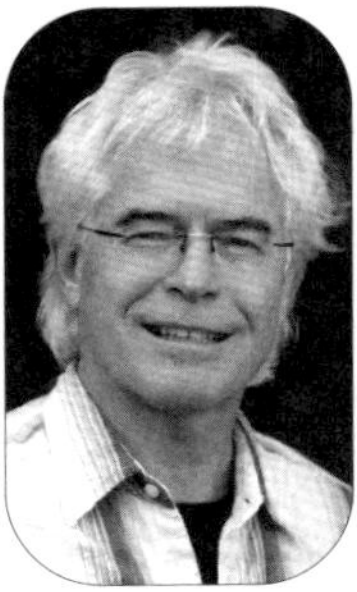

FRANK MAIBAUM war drei Jahrzehnte Pfarrer in Ruhrgebiet und Münsterland sowie Autor von Büchern und Internetportalen. Er war überdies viele Jahre Mitglied der Deutschen Gesellschaft für Verhaltenstherapie und Hochschullehrbeauftragter für Verhaltensbeobachtung/Gesprächsführung.

Mehr über den Nachfolgeband dieses Büchleins, »Ich ruf dir meine Liebe zu …«, finden Sie auf S. 4 und unter: www.glaubenssachen.de – www.frank-maibaum.de

9. Auflage 2023

ISBN 978-3-7984-0849-4

Covergestaltung und Covergrafik: Willi Schrader

FSC-zertifiziertes Papier aus verantwortungsvollen Quellen

Frank Maibaum

Liebe wird sein,
Liebe, was sonst!

J. F. Steinkopf Verlag

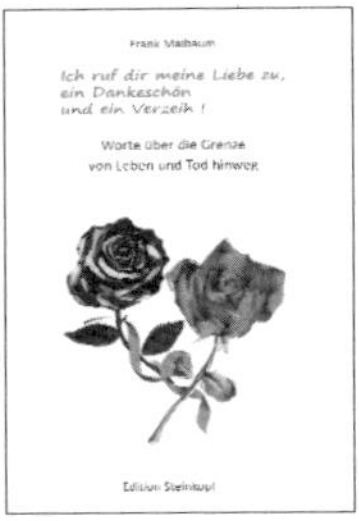

„Ich ruf dir meine Liebe zu ...“ von Frank Maibaum

Einem Verstorbenen würde man oft gern noch etwas sagen, noch etwas von ihm hören. In heilsamen Tagträumen ist dies möglich. Die Gedanken, Texte und Gedichte dieses Büchleins drücken aus, was man als Trauernder noch sagen und hören könnte. Es sind Worte über die Grenze von Leben und Tod hinweg.

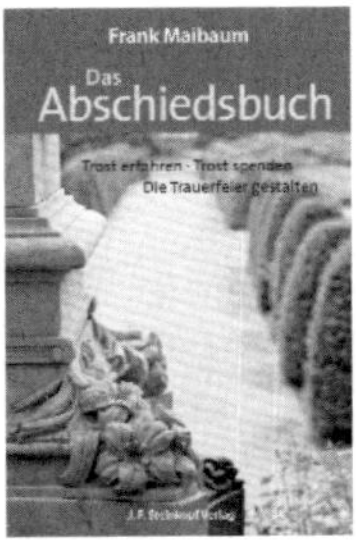

Das Abschiedsbuch von Frank Maibaum

Das Buch begleitet Sterbende und unterstützt Hinterbliebene bei der schweren Aufgabe, eine Bestattungszeremonie zu planen. Deren Ablauf wird erklärt. Hinzu kommen Geschichten, Gedichte, Gebete, Bibelverse, Empfehlungen für Musik sowie eine Sammlung der beliebtesten Trauerüberschriften.

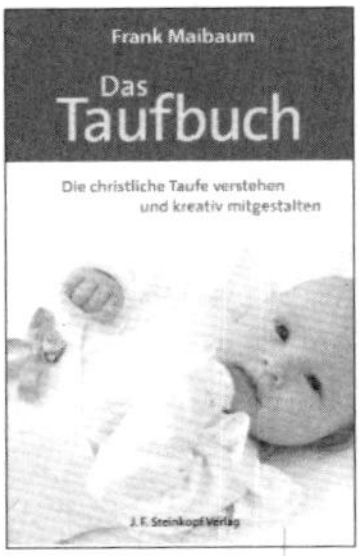

Das Taufbuch von Frank Maibaum

Der praktische Ratgeber für alle, die ihr Kind taufen lassen und die Feier mitgestalten möchten. Er bezieht sich auf die Taufpraxis beider großer christlicher Konfessionen und bietet Lesetexte sowie Gestaltungsideen. Der Anhang enthält Taufsprüche, Gedichte, Geschichten sowie biblische und außerbiblische Texte.

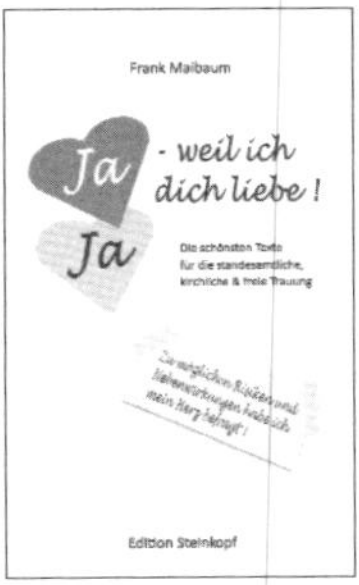

„Ja – weil ich dich liebe!“ von Frank Maibaum

Zahllose Paare nutzen das weiterhin lieferbare „Traubuch“ von Frank Maibaum & Verena Schmidt für ihre Trauzeremonie. „Ja – weil ich dich liebe!“ enthält neue Texte wie Liebeserklärungen, Trauversprechen, Fürbitten, Segenstexte, biblische und moderne Sprüche. Dieses Büchlein ist eine Schatzkiste zur Gestaltung standesamtlicher, kirchlicher sowie freier Trauungen.

INHALT

Prolog

Mitten im geschäftigen Trubel der großen Stadt findet man noch das alte kleine Haus. Hier stand es schon immer, jedenfalls schon, als die ältesten Bewohner noch Kinder waren – bevor die Banken, Versicherungen und Weltkonzerne ringsherum ihre mächtigen Gebäude errichteten.

Als die Stadt noch ein Dorf war, so wissen die ganz Alten zu berichten, stand dieses Haus im Mittelpunkt. Jetzt wirkt es wie eingezwängt zwischen hohen, prächtigen, gläsernen Fassaden. Es passt nicht mehr an diesen Ort und nicht in diese Zeit.

Die Bewohner der Stadt haben sich an den Anblick längst gewöhnt. Sie gehen achtlos am Haus vorüber. Fremde bleiben kurz stehen, betrachteten es lächelnd, bevor sie ihren Weg schnell fortsetzen. Nicht wenige schütteln verständnislos den Kopf, als wollten sie sagen: Was soll dieses alte Haus in der neuen, modernen Stadt?

Kinder sind es, die freudig erstaunt rufen: „Schau mal das Haus!“ Sie verweilen davor und stellen Fragen wie: „Warum steht das Haus da?“ Oder: „Wohnt da noch jemand?“

Sie bekommen zur Antwort: „Man hat wohl vergessen, es abzureißen.“ Oder: „Da wohnt die alte, komische Frau mit den uralten Büchern.“

Ja, die Menschen wissen sehr wohl, wer in diesem Haus wohnt.

Früher – seither sind viele Jahre vergangen – konnte man die Frau manchmal auf der Straße treffen. Die Menschen unterhielten sich gern mit ihr. Sie galt als weise. Sie konnte Antworten geben auf die bewegenden Fragen des Lebens; denn sie besaß alte Bücher voller Weisheiten, die die Menschen vergessen hatten.

Insbesondere hoffnungslose, zweifelnde, einsame, trauernde, verängstigte, unentschlossene, kranke Menschen wandten sich an sie. Sie erhielten Antworten, die ihnen gut taten. Doch auch liebende, glückliche, hoffnungsvolle, starke, gesunde Menschen fühlten sich wohl, nachdem sie mit der Frau gesprochen hatten.

Das ist lange her.

Neuerdings erzählt man sich, dass das Leben der weisen Frau dem Ende zugeht. Daher kommen wieder Menschen von nah und fern zu diesem Haus, um ihr schnell noch eine Frage zu stellen. Vorsichtig drücken sie die Klinke der Tür, die viel zu groß scheint für das kleine Haus. Erwartungsvoll treten sie ein und finden sich zwischen mehr fragenden Menschen wieder, als sie vermutet hatten.

Da sitzt die Frau im Sessel inmitten ihrer alten Bücher. Man sieht Bücher mit Sprichwörtern und Reden, Geschichtsbücher und Geschichtenbücher, Gedichtbände und Bücher mit Gebeten – Bücher, gesammelt seit Jahrhunderten.

Gespannt auf die Antworten stellen die Menschen Fragen, die ihr Herz bewegen. Heute sind es Fragen zu Tod, Trauer, Sterben und ewigem Leben.

Liebe wird sein – was sonst?

„Fromme Leute glauben, es gäbe ein Leben nach diesem Leben“, sagt ein Mann mit Skepsis in der Stimme. „Sie nennen es Ewigkeit; doch ich frage mich, wie könnte sie sein, die Ewigkeit?“

„Die Ewigkeit“, wiederholt die alte weise Frau, „die Ewigkeit, wie kann sie wohl sein?“ Als sei sie gar nicht bei der Sache, beobachtet sie, während sie diese Worte langsam spricht, einen kleinen Käfer, der sich wohl verirrt hat und über den Fußboden krabbelt. Sie bückt sich, lässt den Käfer auf ihre Hand. „Schaut, wie winzig“, sagt sie. „Seht ihr dieses kleine Tier. Es ist so klein. Doch wie es sich bewegt! Ist es nicht ein erstaunliches Geschöpf. Geschaffen mit Liebe. Ich bin voll Bewunderung. Da ist Liebe bis ins kleinste Teil.“

„Nicht das Kleinste, nicht danach fragte ich“, sagt der Mann. „Die Ewigkeit, wie das Leben nach dem Tod ist, das ist die Frage, die mich bewegt.“ Andere nicken zustimmend. Ja, darauf wollen sie eine Antwort erhalten.

Als hätte sie den Einwand nicht gehört und die Neugier nicht gesehen, schweift der Blick der alten Frau nach oben. Die Blicke der Anwesenden folgen ihr, streifen die vielen alten Bücher, die Geschichtsbücher und die Bücher mit Geschichten, die Bücher mit Sprüchen, mit Liebesbriefen, mit Träumen und Prophezeiungen. Ihre Blicke treffen sich an der Decke des kleinen Raumes.

„Ich schaue nach oben“, sagt die Frau. „Ich schaue in die Wolken, in den Himmel und weiter. Ich sehe den Mond, die Sonne, die Sterne, die Unendlichkeit. Ich bin ergriffen vor Ehrfurcht. Welche Größe, Weite, welche Vollkommenheit. Da ist Liebe bis ins fernste Detail!"

Einige der Anwesenden werden unruhig. Sollte sie doch nicht so weise sein, wie man sagt; da sie nicht einmal die einfachste Frage versteht. Eine junge Frau versucht es noch einmal. Mit betonter Freundlichkeit spricht sie aus, was auch die Anderen denken:

„Sie sind alt, leben allein und sind zumeist vertieft in Ihre Bücher. Da haben Sie viel Zeit, das Kleinste zu bewundern und die Unendlichkeit zu bestaunen. Doch wir stehen mitten im Leben. Zumeist ist unsere Zeit sehr begrenzt und deshalb wissen wir wohl, dass auch unser Leben begrenzt ist. Also stellen wir uns manchmal die Frage, was am Ende unserer Zeit sein wird, wie sie wohl aussieht, die Ewigkeit."

„Ich bin nur ein Mensch wie ihr", antwortet die alte Frau, „keine Prophetin. Eine schnelle Antwort, wie ihr sie erwartet, kann ich euch nicht geben."

„Wir werden es nie wissen, solange wir leben nicht. Denn über die Grenze von Leben und Tod kann niemand schauen", sagt ein junger Mann enttäuscht. „Die Ewigkeit ist unserer Erkenntnis verschlossen."

Etliche Anwesende wenden sich zur Tür, während andere wie vor Enttäuschung gelähmt regungslos auf die alte Frau sehen.

„Liebe", hört man eine zarte Stimme. Mitten in die Unruhe hinein spricht ein Kind, es steht zwischen den Erwachsenen.

Man hat es bisher nicht wahrgenommen. „Liebe“, wiederholt das Mädchen, „unendliche Liebe wird sein, was sonst? Wenn man das Kleinste nicht bewundert und über das Größte nicht staunt, erkennt man es nicht. Wenn man genau hinsieht, sieht man Liebe, Liebe im kleinsten Teil und Liebe bis in die unendliche Ewigkeit. Liebe wird sein, was sonst?“

Danke für die Liebe

Unsere Herzen hatten Flügel,
unsere Hoffnung erhob sich in die Morgenröte.
Unser Lachen schallte durch die Zeit,
unser Glück überwand alle Grenzen,
erfüllt von Liebe.

Was kümmerten uns Raum und Zeit.
Nichts hielt uns auf,
alles stellten wir auf den Kopf.
Unveränderliches verwandelten wir,
Berge versetzten wir vor Glück,
erfüllt von Liebe.

Doch Trauer ergriff Raum und Zeit.
Das Lachen ist versunken,
das Glück erstickt in Dunkelheit,
die Sehnsucht ertrunken in Tränen,
die Glieder gefesselt von Schmerz,
die Hoffnung zerschellt am Boden.
Und die Liebe?

Die Liebe ist stark wie je.
Die Liebe trotzt Raum und Zeit,
und in meinem schweren Herzen
keimt ein Wort: Danke.
Danke für die Liebe!

Abschied gehört zum Leben

Der kleine Prinz, der vor vielen Jahren den Dichter Saint-Exupéry begleitete, kam viele Jahre später noch einmal zurück. Er wollte den Fuchs von damals noch einmal treffen. Doch diesen Fuchs gab es schon lange nicht mehr, wie auch den Dichter Saint-Exupéry nicht.

Der ewig kleine Prinz hatte mittlerweile Neues erfahren über Leben, Tod und Liebe. Wem sollte er es nun mitteilen?

Er landete direkt neben dem Feld mit den vielen Rosen, die er damals so bestaunt hatte. „Ich dachte, ihr seid vergänglich. Doch ihr seid noch da und habt euch nicht verändert. Das freut mich! Ihr seid so schön wie damals“, rief er den Rosen zu, nachdem er aus seinem kleinen Raumschiff gestiegen war, das wie eine große Seifenblase aussah. Seine Stimme klang traurig, als er weitersprach: „Ich habe euch damals von meiner einmaligen Rose erzählt und von meiner Liebe zu ihr. Sie ist nicht mehr da, denn meine Rose war vergänglich.“

Während der ewig kleine Prinz zwei Tränen verwischte, die sich auf seine Wangen gesetzt hatten, näherte sich zaghaft ein junger Fuchs.

„Da bist auch du, mein lieber Freund“, sagte der kleine Prinz. „Damals hast du mir Weisheiten mit auf den Weg gegeben. Erinnere dich: ‘Der Mensch sieht nur mit dem Herzen gut, alles Wesentliche ist für das Auge unsichtbar.’ Ich habe deine Worte bewahrt, auch diese: ‘Du bist zeitlebens verantwortlich für das, was du dir vertraut gemacht hast.’“

Der junge Fuchs hatte seine Scheu nun verloren: „Du bist weise, aber du weißt wenig über unsere Welt“, sagte er freundlich. „In dieser Welt ist alles Lebendige vergänglich. Die Rosen dort sind nicht die Rosen von damals. Diese Rosen sind die Nachkommen der Rosen, die du bewundert hast. Der Fuchs, den du kanntest, ist mein Vorfahre. Er ist längst vergangen.“

„Ich kenne die Vergänglichkeit“, antwortete der kleine Prinz, „meine Rose ...“ Er hielt mitten im Satz inne. „Also leben in den Nachkommen die Vorfahren weiter“, sprach er nachdenklich. „Ich bin gekommen, um meinem Freund, dem Fuchs, eine Nachricht zu bringen. Ich kann sie also dir geben. Lass uns zu der Lichtung gehen, wo ich mit ihm so gern war, wo wir uns miteinander vertraut gemacht haben.“

Am Rand der Lichtung, mitten im Wald, saßen sie eine Weile still nebeneinander. Der ewig kleine Prinz träumte von seiner geliebten Rose. Der junge Fuchs hörte in Gedanken die Weisheiten des alten Fuchses.

„Es ist mehr“, sagte der kleine Prinz in die Stille hinein. „Das wollte ich ihm sagen. Es ist mehr als eine Lebenszeit. Man ist nicht nur zeitlebens verantwortlich für das, was wir lieben, sondern für alle Ewigkeit. Liebe stirbt nicht, wenn Leben vergeht.“

„Doch“, entgegnete der junge Fuchs, „Liebe ist vergänglich. Denn sie ist das Empfindlichste, das es auf dieser Welt gibt. Sie ist verletzlicher als das Leben selbst.“

„Ja“, sagte der kleine Prinz, „Liebe kann bereits mitten im Leben sterben. Das zu erleben ist bestimmt sehr schmerzvoll.

Die Vergänglichkeit der Liebe ist aber nicht abhängig von der Vergänglichkeit des Lebens. Lebendige Liebe bleibt über das Leben hinaus lebendig. Sie ist das einzig Lebendige, das ewig bestehen kann."

Sie blickten wieder eine Weile still auf die Lichtung. Der kleine Prinz sah in den Sonnenstrahlen, die durch die Bäume fielen, seine Rose, der junge Fuchs all seine Lieben.

Der kleine Prinz unterbrach erneut die Stille: „Ich möchte dich zum Abschied umarmen; denn ihr auf dieser Welt seid ganz wunderbare Wesen. Das liegt daran, dass ihr vergänglich seid."

Sie hielten sich fest in den Armen.

„Schade", sagte der junge Fuchs. „Ich bin traurig, dass du fort musst. Doch ich verstehe: Diese Welt ist nicht deine Welt."

„Und Abschied gehört zum Leben", tröstete der kleine Prinz.

„Liebe ist das Empfindlichste und gleichzeitig das Stärkste, das es im Leben gibt. Mit der Vergänglichkeit des Lebens hat aber die Vergänglichkeit der Liebe nichts zu tun. Lebendige Liebe bleibt über das Leben hinaus lebendig; sie ist das einzig Lebendige, das ewig bestehen kann", murmelte der junge Fuchs, während er dem ewig kleinen Prinzen nachwinkte. „Und Abschied gehört zum Leben", fügte er noch hinzu.

Gast auf Erden

So bin ich nur Gast auf dieser Erde,
auf der ich mich so heimisch fühlte,
auf der ich Weggefährten fand,
Freundschaften schloss und Menschen lieb gewann.

Und wie seit ewigen Zeiten jeder Mensch
nur Wanderer ist auf dieser Welt,
so bin auch ich nur auf dem Weg.

Woher ich kam, ich weiß es nicht;
wohin ich geh ist ungewiss.
Gewiss nur ist, dass es kein Bleiben gibt.
Die Ewigkeit ist nicht auf dieser Welt.

Wie jeder Gast seit eh und je
einst kam und wieder Abschied nimmt,
so ist es nun an mir, zu gehen.

Das Ziel liegt noch vor mir.
So reichen wir uns nun die Hand
und sagen wehmütig: Auf Wiedersehn.

Vielleicht – ich denke schon –
gibt es ein Ziel,
an dem wir uns einst wiedersehn.
Denn Wanderer bist auch du.

Heimat wird sein

„Du bist schon so alt, hast du nicht Angst vor dem Tod?“, fragt ein kleiner Junge. Sein trauriger Blick verrät, dass er sich vorstellt, wie der Tod wohl sei. „Da ist dann nichts mehr los“, fügt er hinzu und schaut die alte Frau erwartungsvoll an. „Da ist nichts mehr los“, wiederholt er. „Hast du große Angst davor?“

Die alte Frau lächelt. Diese Heiterkeit zeigt sie nur, wenn sie zu Kindern spricht. Deren Fragen beantwortet sie offensichtlich besonders gern. „Ja“, sagt sie, „du hast recht. Alles, was los ist in unserer Welt, wird nicht mehr los sein. Friedlos wird nicht mehr sein, vaterlos nicht, mutterlos nicht und nicht hoffnungslos. Lieblos wird nicht sein und nichts sinnlos. Geschmacklos wird nicht sein. Das muss denen Angst machen, für die immer viel los sein muss. Los wird nicht viel sein. Mutlos wird nicht sein. Endlos wird keine Qual mehr sein, keine Einsamkeit und keine Verzweiflung. Heimatlos wird nicht sein. Es wird zeitlos sein.“

Stille liegt im Raum. Man spürt, wie alle Zuhörenden überlegen, was die alte Frau wohl mitteilen möchte.

„Ich habe keine Angst, mein Kleiner“, spricht sie in die Stille. „Für mich muss nicht viel los sein. Dafür werden Väter da sein und Mütter. Hoffnung wird es geben, und der Krieg steht still. Erbarmungslos wird nicht sein, dafür haben Friede, Sinn und Liebe Platz. Heimat wird sein, ewige Heimat. Ich überlasse die Angst denen, für die immer viel los sein muss. Nein, ich fürchte mich nicht vor dem, was dann sein wird.“

Wie die Ewigkeit ist

Wir wissen nicht, wie die Ewigkeit ist.
Doch wie du sie dir erträumst, so sei sie dir –
das wünschen wir.

Da sei die Sonne am frühen Morgen,
da seien Sterne in tiefer Nacht,
da seien Berge, sie zu erklimmen,
und ein Engel halte die Wacht.

Da sei der Blick übers weite Meer,
der warme Regen tue dir gut,
da seien auch Sturm und tosende Wogen,
aber ein Engel mache dir Mut.

Da sei das Leuchten des Regenbogens,
da sei das Wandern übers weite Land,
da sei das freundliche Winken der Fremden,
und ein Engel halte dir die Hand.

Wir wissen nicht, wie die Ewigkeit ist.
Doch wie du sie dir erträumst, so sei sie dir –
das wünschen wir.

Wer das Leben gefunden hat

Da saß er plötzlich neben ihr wie aus dem Nichts gekommen, neben der Frau auf der Bank im Park, der ewig kleine Prinz. Doch sie erschrak nicht. So sehr war sie versunken in ihre Trauer.

„Manchmal ist das Leben gnadenlos", sagte der kleine Prinz. Er sah die Tränen über ihre Wangen laufen.

„Ich habe einen Freund verloren", sagte sie. „Er ist für immer von mir gegangen."

Sie hat ihn verloren, dachte der Prinz. Kann man einen Menschen wirklich verlieren? Und wenn man ihn verliert, kann man ihn nicht wiederfinden? Und wenn er gegangen ist, wohin? Warum kann er nicht wiederkommen? Er merkte, wie wenig er über diese Welt und die Menschen wusste und wie tief erschüttert die Frau war. Er schwieg.

Sie weinte. „Er ist gestorben", flüsterte sie nach einer Weile, als ob sie seine Unkenntnis über Leben und Tod spürte. „Er ist tot, er lebt nicht mehr."

„Ja", sagte der Prinz, „das versteh ich gut. Ich sehe in eurer Welt so viele Menschen, in denen kein Leben ist: kein Mitgefühl, keine Freude, keine Liebe, keine Hoffnung. Sie sind ohne Leben. Sie haben es verloren – oder nie gefunden."

„Oh doch", sprach sie, „das Leben hat er gefunden. Er war voller Liebe, voller Freude, voller Mitgefühl, voller Hoffnung, voller Humor. Er war so lebendig, so sehr!"

„Hm“, sagte der ewig kleine Prinz, „ich las in einem eurer alten Weisheitsbücher: ‘Wer das Leben findet mitten im Leben, kann nicht sterben, und ob er gleich stürbe; denn er ist längst vom Tod zum Leben hindurchgedrungen.’“

Sie weinte still. Er schwieg.

„Ich glaube es“, sagte der Prinz nach einer Weile. „Ich glaube: Wer wirklich das Leben gefunden hat, hat mitten im Leben bereits den Schritt vom Tod zum Leben getan.“

Es war still geworden im Park.

„Vielleicht lebt er in deinen Gedanken“, sagte der kleine Prinz.

Es war so still.

„In deinem Herzen.“

So still ... Er hörte ihr Herz klopfen.

„In deiner Liebe.“

Es war so still – als ob das Universum den Atem anhält. So still. Die Schritte der Vorbeigehenden waren nicht mehr zu hören. Die Laute der Kinder drangen nicht mehr durch den Park. Die Blätter an den Bäumen bewegten sich lautlos.

„Ja, sehr“, sagte sie leise. „Es gibt keinen Augenblick, in dem ich nicht an ihn denke. Jedes Klopfen meines Herzens ist verbunden mit ihm. Meine Liebe ist eine Brücke von hier zu ihm, für immer.“

„Ich spüre, wie lebendig er ist", hörte sie den Prinzen sagen, „so lebendig hier und jetzt. Er ist mitten im Leben vom Tod zum Leben hindurchgedrungen und bleibt lebendig durch dich, durch deine Erinnerungen."

Der Prinz wischte mit seiner kleinen Hand über ihre Tränen – in einer Weise, als hätte er noch nie eine Träne berührt. „Durch deine Tränen", flüsterte er.

„Durch meine Liebe", ergänzte sie.

Es war still, so still

„Jetzt verstehe ich", dachte der Prinz laut. „Jetzt verstehe ich es ganz: Leben wird, wer mitten im Leben das Leben findet. Er kann nicht sterben, denn er hat durch sein Leben den Tod besiegt."

„Er hat den Tod besiegt", wiederholte sie. „Schon mitten im Leben hat er den Schlüssel zum ewigen Leben gefunden."

Mit großen, traurigen Augen schaute sie ihn an, kam ihm näher, als wolle sie ihn umarmen. „Du bist anders", sagte sie.

„Ich lerne immer noch dazu", erklärte er.

In Gedanken umarmte sie ihn.

Dabei verschwand der ewig kleine Prinz so schnell und wundersam, wie er gekommen war.

„Ja", sagte sie, „in meinem Herzen."

Wenn ich gegangen bin

Wenn ich gegangen bin,
werde ich dir nahe sein –
oftmals näher als je zuvor.

Wenn ich gegangen bin,
bin ich fort und gleichsam hier –
im fernen Land und doch bei dir.
Ich bin dir nah, wenn du mich brauchst,
wenn du dich sehnst, halte ich dir die Hand.

Wenn ich gegangen bin,
zählt nicht mehr Raum noch Zeit –
dann bin ich überall und immer da.
Ich habe Heimat in der Ewigkeit.
Was unvorstellbar klingt, wird wahr,
denn er, der das verspricht,
ist selbst der Raum, die Zeit, die Ewigkeit.

In ihm sind wir uns nah,
wenn ich gegangen bin.

Wie könnte ich dich vergessen?

Der ewig kleine Prinz landete am Rand eines Parks. Direkt vor einem Haus, in dem ein Kind am offenen Fenster saß und hinausschaute, stieg er aus seinem Raumschiff, das wie eine riesige, bunt schillernde Seifenblase aussah.

„Hallo kleines Mädchen!“, rief er.

„Siehst du, dass ich ein Mädchen bin?“, fragte sie. „Das erkennt nicht jeder, weil ich keine Haare habe.“

„Ach“, sagte der kleine Prinz. „Ich kenne mich da nicht so aus, ich bin doch nicht von dieser Welt. Ich komme von sehr weit her. Müssen hier die Mädchen Haare haben?“

„Ich hatte mal viele Haare, lange Haare“, sagte das Mädchen. „Doch ich bin sehr krank; jetzt habe ich keine mehr.“

Mit einem Schwung hüpfte der Prinz durch das offene Fenster und setzte sich neben das Mädchen.

„Ich sitze hier gern und sehe hinaus“, sagte es. „Ich kann nicht mit den Kindern spielen, ich bin zu schwach.“

„Ich schaue auch gern“, sagte der Prinz. Sie sahen das muntere Treiben der Kinder auf dem Spielplatz. Sie schauten auf die Mütter und Väter, die ihre Kinder beim Spielen beobachteten. Sie schauten auf die alte Frau, die auf der Bank saß und ein Buch las. Sie schauten dem Mann nach, der eilig den Park durchquerte.

So saßen sie nebeneinander, der Prinz und das Mädchen. Schweigend blickten sie in den Park.

„Du“, sagte das Mädchen.

„Ja“, sagte der Prinz.

„Glaubst du, dass Kinder Engel werden, wenn sie sterben?“

„Engel?“, fragte der Prinz. „Erzähl mir von Engeln.“

„Engel können fliegen; sie können hier sein und plötzlich ganz woanders. Sie sind sanft, sie trösten, sie beschützen. Manchmal sieht man sie; doch sie können auch unsichtbar sein“, erklärte das Mädchen.

„Diese Wesen kenne ich“, sagte der Prinz.

„Werden Kinder zu Engeln, wenn sie sterben?“, fragte das Mädchen erneut.

Der Blick des Prinzen wanderte über die Menschen im Park. „Wer sonst“, sagte er, „wer sonst sollte zum Engel werden, wenn nicht ein Kind?“

„Aber schau“, sagte das Mädchen, „der kleine Junge dort hinten; der zankt sich immer, jeden Tag. Kannst du dir vorstellen, dass der ein Engel wird?“

„Ein kleiner Bengel-Engel“, sagte der Prinz.

Das Mädchen lachte laut.

„Und dort", rief sie. „Das könnte der Engel sein, der nicht hören will." Beide lachten, das Mädchen und der kleine Prinz.

Sie erkannten noch den widerspenstigen Engel, den kreischenden Engel, den rasenden und den schüchternen Engel, den Unfugengel, den Schmuseengel und den Engel, der immer abseits stand.

Sie lachten und lachten und vergaßen die Zeit.

„Was werde ich für ein Engel sein, was meinst du?", fragte das Mädchen mitten ins Lachen hinein.

„Der lustige Engel mit dem ganz besonderen Lachen", sagte der Prinz.

Sie schauten in den Park.

„Jetzt muss ich weiter", sagte der ewig kleine Prinz. „Ich bin etwas traurig", fügte er hinzu.

„Warum bist du traurig?", fragte das Mädchen.

„Weil du ein besonderes Wesen bist", antwortete er, „mit einem Lachen, das mein Herz berührt. Wenn du nicht mehr hier bist, wird es ein wertvolles, lustiges Kind weniger auf dieser Welt geben. Du wirst fehlen. Das macht mich traurig."

„Dafür wird es einen Engel mehr geben", flüsterte das Mädchen dem Prinzen zu.

„Ja“, sagte er, „das wird eine große Bereicherung für die Welt der Engel.“

Sie schauten in den Park. Es war spät geworden. Die Sonne stand tief zwischen den Baumkronen. Die Kinder waren nach Hause gegangen. Die Parkbänke waren verlassen.

„Heute war ein besonderer Tag“, sagte der Prinz. „Ich habe viel über Kinder gelernt, über Engel, und ein Menschenkind hat sich tief in mein Herz gelacht.“

„Vergiss mich nicht!“, rief das Mädchen ihm nach.

„Wie könnte ich?“, rief der Prinz zurück. „Wenn irgendwann ein solch wunderbares Lachen durch das Universum schallt, dann weiß ich: Du bist da. Wie könnte ich dich vergessen, Engel?“

Engel laden dich ein

Was dich erwartet dort, jenseits von hier,
wir wissen es nicht.
Doch dieses träumen wir:

Gottes Engel laden dich ein,
öffnen dir die Tür, rufen:
„Komm herein!“

Gottes Engel breiten die Arme aus,
nennen dich beim Namen, sagen:
„Hier bist du zu Haus!“

Gottes Engel geben dir Geborgenheit,
umarmen dich, flüstern:
„Sei glücklich für alle Zeit!“

Wir sehen nicht, was dort ist,
uns bleibt nur, dir nachzublicken.
Doch sicher ist:

Gott wird die Schar seiner Engel schicken.
Denn er reicht seinen Kindern die Hand,
vergibt alle Schuld,
heilt allen Schmerz,
schenkt ewigen Frieden im fernen Land.

Liebe trägt

„Ich liebe sie so sehr, nun ist sie nicht mehr da“, sagt ein Mann. „Ich kann den Schmerz kaum ertragen. Gern wäre ich ihr noch nah, gern würde ich noch etwas für sie tun; sie ist doch nun so allein. Immer war ich für sie da.“

Der Blick der alten weisen Frau, an die diese Worte gerichtet sind, wandert über ihre Bücher, die sich bis unter die Decke des kleinen Zimmers stapeln.

„Zu allen Zeiten und überall sehe ich Zurückgelassene, die ebensolchen Schmerz fühlen und so gern noch etwas Liebes tun möchten für den Menschen, um den sie trauern.“ Ihre Gedanken haften sich an ein kleines, unscheinbares Büchlein. „So wie in dieser Legende“, sagt sie, „aus dem Legendenschatz der Indianer Nordamerikas:

Ein junger Krieger und eine junge Frau waren unsagbar ineinander verliebt. Sie träumten davon, bis ans Ende ihres Lebens Hand in Hand zu gehen. Niemand und nichts sollte sie jemals trennen. Doch noch bevor sie Hochzeit feiern konnten, erkrankte die Frau plötzlich schwer und starb.

Dieser Verlust raubte dem Mann alle Lebenskraft. Besonders quälte ihn der Gedanke, dass nicht nur er so allein war, sondern auch seine Liebste. Er konnte keiner Arbeit mehr nachgehen, konnte sich kaum noch bewegen; er saß da und starrte ins Leere. Ihre Seele so ganz allein zu sehen, von ihm verlassen, irgendwo auf dem langen Weg in die Ewigkeit, quälte ihn unsagbar.

Alte Leute im Stamm, die seinen Schmerz sahen, erzählten ihm, dass er einen vergessenen Pfad finden könne, der zu den Seelen der Menschen führe. Wo dieser Pfad beginnt und wo er endet, wussten sie nicht zu sagen. So ging er einfach los durch die unwegsame Wildnis.

Als er sich auf den Weg machte, herrschte bitterkalter Winter, es lag tiefer Schnee. Doch nach kurzer Wegstrecke begann der Schnee zu schmelzen. Die ersten Blumen streckten ihre Köpfe aus dem Boden und schon bald stand die ganze Natur in voller Frühlingspracht. Das zeigte dem Trauernden, dass er auf dem richtigen Weg war. Vor ihm tat sich ein geebneter Pfad auf, den schon viele gegangen waren. Er führte ihn über Höhen und durch Täler bis an den Rand eines weiten Sees.

In der Ferne erkannte er eine wunderschöne Insel mit blühenden Bäumen; der liebliche Gesang der Vögel drang bis zu ihm. Er entdeckte vor sich verlassene weiße Steinkanus. Er setzte sich in eines, um zur Insel zu paddeln, und es trug ihn – obwohl aus Stein – doch auf dem Wasser.

Da war plötzlich seine Geliebte in einem Steinkanu neben ihm. Ein Sturm kam auf; die Wellen des Sees schlugen höher und höher. Er sah viele weitere Kanus mit Seelen auf dem Weg zur wundersamen Insel. Etliche Kanus wurden von den brausenden Wogen verschlungen. Nur die Kanus der Kinder blieben verschont und die, die von einem lieben Menschen begleitet wurden. Also erreichten die beiden Liebenden durch heftigste Unwetter hindurch die himmlisch wirkende Insel. Hier gab es keinen Schmerz, keinen Argwohn, kein Leid, keinen Hunger, keinen Kampf, keinen Krieg. Gern wäre der junge Krieger hier geblieben, im ewigen Frieden. Doch der Wind säuselte ihm zu:

'Du hast getan, was du tun konntest. Deine Liebe hat sie beschützt und durch alle Stürme an diesen Ort getragen. Nun geh zurück in dein Leben; du wirst erwartet und du hast noch viel zu tun. Eines Tages wird auch für dich die Zeit kommen, da diese Insel deine Heimat wird. Dann wirst du all deine Lieben hier wiederfinden, und alles wird sein wie heute.'

Nur eine Geschichte", sagt die alte weise Frau zu dem Trauernden, „nur eine Geschichte konnte ich dir erzählen. Den Schmerz kann ich dir nicht nehmen. Ich bin keine Heilerin; ich bin nur eine alte Frau, die in die Geschichten der Menschen blickt. Ich bin nur eine Geschichtenerzählerin."

„Eine Geschichte", sagt der Mann, „nur eine Geschichte." Er blickt, als ob er aus einem Traum erwacht. „Ich bin bei ihr. In meiner Liebe bin ich ihr ganz nah", sagt er.

„Liebe trägt, trägt auch das, was ohne Liebe in brausenden Wogen versinken würde", fügt die alte weise Frau hinzu.

Wenn du gegangen bist

Wenn du nun gegangen bist,
bin ich doch noch bei dir.
Mein Herz ist dir ganz nah.
Du kannst es spüren: Ich bin da.

Wo ich auch steh und geh,
hab ich dein Bild vor mir.
Und kommt die Nacht,
halte ich für dich die Wacht.

Wohin dein Weg auch führt,
meine Hoffnung lässt dich nicht allein.
Mit meiner Sorge halt ich dich,
mit meiner Liebe trag ich dich.

So kannst du gehn, umsorgt, geliebt,
fern von mir und doch sehr nah,
als reichten wir uns noch die Hand,
ich hier, du dort im fernen Land.

Danke

„Es gab viele Bewerber, doch Sie haben uns besonders überzeugt“, sagte der Personalchef zum jungen Mann, der sich um den Traumjob beworben hatte. „Herzlichen Glückwunsch, wir haben uns für Sie entschieden! Sie wissen, wir nehmen nur die Besten“, fuhr er fort. „Die Besten sind nicht unbedingt die mit dem größten Fachwissen. Teamgeist bewerten wir höher. Gemeinschaftssinn erwarten wir, Hilfsbereitschaft. Sie haben gerade in diesen Bereichen überzeugt. Man merkt Ihre Lebensweisheit. Woher haben Sie diese Kompetenz?“

Bevor der Kandidat antworten konnte, spekulierte der Personalchef: „Aus Büchern? Sicher eher aus dem Netz, dem World Wide Web. Auf welchen Websites findet man das?“, fragte er neugierig und fügte mit etwas verschmitztem Lächeln hinzu: „Gestehen Sie, auf welchen Seiten haben Sie sich vorbereitet? Wo lernt man diese Fülle an Lebenweisheiten und sozialer Kompetenz?“

„Mutter“, sagte der Bewerber wie in Erinnerungen versunken. „Mutter!“

„Mutter dot com? Mutter de? Oder meinen Sie eine der neuen Domains wie Mutter TV oder Mutter EU?“ Der Personalchef schaute neugierig.

„Mutter“, wiederholte der junge Mann. „Mutter live, sozusagen – es war einfach nur meine Mutter.“

„Glückwunsch", sagte der Manager etwas aus dem Konzept geworfen. Und als er sich gefasst hatte, fügte er hinzu: „Glückwunsch zu einer solchen Mutter!"

„Danke", flüsterte der junge Mann, als er an diesem Nachmittag eine Rose auf das Grab seiner Mutter legte. „Danke, Mutter!" Dabei kam ihm in den Sinn, was er vor langer Zeit gelesen hatte:

Der technische Fortschritt bringt viel Wissen, weise werden wir dadurch nicht. Von neuen Antennen kommen immer wieder alte Dummheiten. Wirkliche Weisheit wird von Mund zu Mund weitergegeben. *

„Danke", flüsterte er, „danke für alles!"

* Der Ausspruch stammt von Bertolt Brecht.

Gebet

Danke, du schenktest ihr das Leben,
danke, du warst stets für sie da,
danke, wir sagen ewig danke,
dass sie bei uns war.

Danke, wir sagen ihr auch danke,
danke für alles, was sie gab,
danke für ihre tiefe Liebe,
sie machte uns stark.

Danke, denn sie war unser Leben,
danke, sie war der Sonnenschein,
danke, sie bleibt in unsrer Nähe,
nie sind wir allein.

Bitte ruf du nun ihren Namen,
bitte reich du ihr jetzt die Hand,
bitte schenk ihr ein neues Leben
dort in deinem Land.

Bitte begleite sie jetzt weiter,
bitte lass sie nun nicht allein,
bitte lass sie in deinen Armen
stets geborgen sein.

Auf das Herz hören

Der ewig kleine Prinz, der von seinem winzigen Planeten auf die Erde zurückgekommen war, um mehr über die Seele der Menschen zu erfahren, verweilte gern an Orten, an denen die Menschen innehielten, an denen sie träumten oder auch trauerten, an denen sie nach Sinn suchten oder einfach nur Ruhe fanden – fernab der Hektik ihres Alltags. Hier konnte er den Menschen sehr nahekommen, und nur hier erkannten sie ihn.

„Hier ist es so ruhig", sagte er zu dem Mann, dem er schon an mehreren Tagen auf dem Friedhof begegnet war. Bedrückt war dieser die Friedhofswege gegangen. Der Prinz wollte erfahren, was diesen Menschen bewegt. Also gesellte er sich zu ihm.

„Ja", sagte der Mann.

„So friedvoll", sagte der kleine Prinz.

„Ja", sagte der Mann.

Er blieb an seiner Seite auf dem Weg entlang der Gräber.

„Hier findet ihr Menschen Frieden", ergänzte der kleine Prinz nach einigen Augenblicken der Stille, in denen nur das zweimalige Schlagen einer fernen Turmuhr zu vernehmen war.

Er blieb an der Seite des Mannes.

„Darum nennt ihr es Friedhof", fuhr er nach einem Stück des Weges fort, „weil hier Frieden herrscht."

„Nein!“, sagte der Mann.

„Nein?“, fragte der Prinz.

„Das Wort Friedhof kommt vom alten deutschen Wort einfrieden, eine heute kaum noch gebräuchliche Bezeichnung für einzäunen. Friedhof heißt dieser Ort, weil er durch eine Mauer, einen Zaun oder eine Hecke umrandet ist. Das Wort Friedhof hat mit den Worten Frieden oder friedvoll wenig zu tun“, erklärte der Mann.

„Ach“, sagte der kleine Prinz.

Sie gingen schweigend.

„Doch Frieden finden die Menschen hier“, nahm der kleine Prinz das Gespräch wieder auf; „die Verstorbenen“ – er blickte auf die Gräber – „und die Lebenden.“ Er erfasste den traurigen Blick des Mannes.

„Ich kann den Frieden nicht finden“, sagte der Mann.

Es gab so viele Wege hier zwischen den Gräbern. Von irgendwoher drang das Gebet einer Trauergemeinde. Doch bei den beiden war nur das gleichmäßige Rascheln der Blätter und das Zwitschern weniger Vögel.

„Leicht lässt sich der Friede nicht finden“, sagte der Prinz, „auch hier nicht.“

„Bevor sie starb“, sagte der Mann, „bevor sie für immer ging, sah ich in ihren Augen die Sehnsucht, die Sehnsucht nach Versöhnung. Die Sehnsucht, bedingungslos geliebt zu werden, die Sehnsucht, zum Abschied umarmt zu werden.“

Der Wind rauschte in den Bäumen.

Die ferne Turmuhr schlug zweimal.

„Ich habe nur dagestanden“, fuhr der Mann fort. „Ich habe mich nicht gerührt.“

„Du hast die Sehnsucht gespürt“, sagte der Prinz.

„Oh ja, das habe ich, und wie ich sie spürte. Da war nichts Anderes in diesem Augenblick. Ihre Sehnsucht füllte den Raum. Ich stand nur da, dann ließ ich sie mit dieser Sehnsucht allein. Doch ihr Blick ist noch da und schaut mich an, bei Tag und bei Nacht. Es ist zu spät. Dort drüben liegt sie nun im Grab. Es ist zu spät.“

„Manchmal ist es zu spät für das, was wir versäumten“, sagte der kleine Prinz. „Zeit lässt sich nicht zurückdrehen.“

„Ich hatte zu wenig Erfahrung im Umgang mit Sterbenden. Ich hätte frühzeitig etwas darüber lesen sollen“, sagte der Mann.

„Und dein Herz?“, fragte der Prinz.

„Mein Herz spürte die Sehnsucht“, sagte der Mann. „Aber ich hatte zu wenig Erfahrung.“

„Zu wenig Erfahrung“, wiederholte der kleine Prinz leise, „zu wenig Erfahrung mit dem Herzen.“

Seltsam, dachte er, ein Leben lang schlägt das Herz der Menschen, schon im Mutterleib, vom ersten Augenblick ihres Seins bis zur letzten Sekunde. Das Herz ist ihr Mittelpunkt, es ist ihr Leben; aber sie haben zu wenig Erfahrung mit ihrem Herzen. Manchmal leidet es, manchmal schreit es auf, doch sie hören ihr Herz nicht. Wenn sie es hören, lassen sie sich nicht davon bewegen, als wären sie starr, gar nicht lebendig. So verpassen sie die bedeutendsten Augenblicke ihres Lebens, die Menschen, dachte der ewig kleine Prinz.

Die ferne Kirchturmuhr schlug zweimal.

„Wenn ich noch einmal die Gelegenheit hätte", sagte der Mann.

„Zurückdrehen lässt sich die Zeit nicht, sie schreitet vorwärts", sagte der kleine Prinz. „Ich glaube, wenn ein Mensch auf sein Herz hört, wird die Vergangenheit ihn nicht würgen; sie wird sich mit ihm versöhnen und ihn auf neuen Wegen in die Zukunft tragen."

Der kleine Prinz musste weiter, um noch viele Menschen kennenzulernen, um mehr zu erfahren über Liebe und Leid, über Sehnsüchte und Hoffnungen, über alles, was die Menschen tief im Herzen bewegt. Er blickte noch einmal zurück, sah den Mann ans Grab treten, hörte ihn sprechen: „Über die Grenze von Leben und Tod hinweg schließe ich dich in die Arme, bedingungslos. Ich halte dich. Wenn es etwas zu vergeben gibt, so vergebe ich. Wenn du noch etwas sagen möchtest, so höre ich dich. Ich drücke dich – über die Grenze von Leben und Tod."

Die ferne Turmuhr schlug dreimal.

Ein neuer Tag beginnt

Du gingst, und es ist,
als ob die Dunkelheit nun endlos wär,
nie mehr ein Licht die Nacht erhellt,
nur Schatten auf die Felder fällt,
kein Keim mehr sprießt
und Gott die Wiesen nie mehr gießt.

Da höre ich, wie sanft du sprichst:
„Ich bin bei dir, bin gar fern,
doch bin ich hier; ich halte dich.
Ich hab dich gern!"

Da ist der Schein, da ist das Licht
und Hoffnung, die die Nacht durchbricht;
ein Vogel singt, ein Lied erklingt,
das Herz erwärmt, der Tag beginnt.
Ich bin bei dir!

Glaube – weniger nicht

Als der geliebte Mensch seinen letzten Atemzug getan hatte, versammelten sich die Trauernden. Einige weinten still. Einige schluchzten laut. Einige blickten starr. Einige schauten sich in die Augen. Jeder auf seine Weise.

„Der Tod ist nicht das Ende", sagte jemand zögernd.

„Ach, das ist nur Glaube, mehr nicht", entgegnete jemand.

Das war der Moment, in dem der ewig kleine Prinz das Trauerhaus betrat – der kleine Prinz, der vor vielen Jahren mit dem Dichter Saint-Exupéry die Welt bereist hatte, der von seinem kleinen Planeten zurückgekommen war, um die Menschen noch besser kennenzulernen.

Die beiden Sätze „Der Tod ist nicht das Ende" und „Nicht mehr als Glaube" wuchsen zur Frage an, die nun im Raum stand. Alle Blicke trafen sich beim kleinen Prinzen, hoffend, zweifelnd und suchend. „Wenn ihr wirklich sucht, so helfe ich euch gern. Lasst uns sehen, was es über das Vergängliche hinaus gibt", bot er den Trauernden an.

Einige ergriffen seine ausgestreckten Hände, und sogleich waren sie mit ihm auf einer Reise durch Raum und Zeit.

Gemeinsam besuchten sie eine indianische Trauerfeier und hörten: „Du bist nun dort, wo die blaue Ebene sich ins Unendliche ausdehnt, im Land voller Wonne und Ruhe, wo die Seligkeit wohnt."

Im nächsten Augenblick waren sie im antiken Griechenland. „Die Verstorbenen sind im Gefilde der Seligen, wandern über Wiesen, auf denen ewiger Frühling herrscht", rief man ihnen zu.

Der kleine Prinz führte sie weiter durch Raum und Zeit. Sie sahen Könige kommen und gehen, Länder entstehen und verschwinden, Kulturen wachsen und versinken.

„Der Tod ist der Übergang in eine heilige, friedvolle Welt ohne Krankheit, ohne Leid, ohne Überheblichkeit, bar jeder Ungerechtigkeit", sangen die Menschen auf dem Hindukusch. – „Gott hat den Schleier schon manches Mal gelüftet und uns einen Blick ins Paradies gewährt", jubelten Nomaden in der arabischen Wüste. „Harmonie haben wir erkannt, keinen Mangel oder Überfluss." – „In den Tiefen eurer Seele liegt das Wissen über das Jenseits. Schaut, und ihr werdet sehen, dass das Leben zwar in den Tod mündet, doch nicht ins Nichts; wie der Fluss ins Meer fließt statt ins Nichts", rief ein Prophet ihnen zu. – „Da ist ein Jenseits ohne Armut, ohne Furcht vor Krankheit. Man sieht weder Beleidiger noch Beleidigte, Grollende oder Neider. Alles wird friedlich sein, heiter und ruhig. Ein Licht wird strahlen, heller als alles Licht, das ihr je gesehen habt", tröstete in einer kleinen syrischen Stadt ein Weiser, der Chrysostomos hieß, auf Deutsch: Goldmund. – „Ein neuer Himmel und eine neue Erde wird sein. Feiern werden wir und schauen, schauen und lieben, lieben und loben", ergänzte von fern ein Mann namens Aurelius Augustinus.

Die Suchenden verweilten auf ihrer Reise einige Augenblicke an einem römischen Grabstein des 3. Jahrhunderts, um zu lesen: *Der Verstorbene ist hineingenommen in die kristallhell strahlende Fülle des Lichts.*

Sie reisten durch Jahrhunderte und Jahrtausende, durch Länder, Kulturen und Religionen. Schließlich setzten sie sich zu einem Mann, der hieß Paulus. Er sprach zu ihnen: „Ihr sollt wissen, Unsterblichkeit gibt es nicht. Gott allein ist unsterblich. Ihm gehört das Leben. Der Körper ist vergänglich. Doch was zum Leben kommt, ist unvergänglich, stark und schön."

In diesem Augenblick waren sie zurück im Trauerhaus, als habe die Reise nur einen Wimpernschlag gedauert. Der kleine Prinz musste weiter und sie waren wieder auf sich allein gestellt.

„Der Tod ist nicht das Ende", sagte jemand zögernd.

„Ach, das ist nur Glaube, mehr nicht", entgegnete jemand.

„Wir haben gesehen, wie vergänglich alles ist", riefen die Suchenden, „gesehen, wie Hochkulturen im Wüstensand versanken, wie alles, was Menschen wichtig ist, von der Zeit gefressen wurde. Doch der Glaube widerstand, mit ihm Hoffnung und Liebe. Diese drei blieben lebendig – über alle Grenzen von Zeit, Kulturen und Religionen hinweg. Die Zeit hat keine Macht über sie. Wenn Wahrheit das ist, was bleibt und ewig Bestand hat, was könnte dann wahrer sein?"

„Das ist nur Glaube, mehr nicht?", fragte jemand zögernd.

„Weniger nicht", entgegnete jemand, „weniger nicht als Glaube – und damit auch Hoffnung und Liebe, weniger nicht."

„Wir werden uns wiedersehen in der Ewigkeit. Adieu! Geh mit Gott", rief jemand dem Verstorbenen zu, erfüllt von dem, was aller Zeit trotzt: Glaube, Hoffnung, Liebe.

Teil deines Weges

Wie du es auch nennst,
ob Paradies, ewige Heimat,
Jenseits oder Insel der Glückseligkeit;

wie du es auch empfindest,
als Glaube, Hoffnung, Sehnsucht,
Gewissheit, weites All oder tiefes Tal:

Es ist ein Abschnitt deines Lebens.
Wie du nicht aus dem Nichts kommst,
so gehst du nicht ins Nichts.

Wie du es auch nennst,
wie du es auch empfindest:
Es ist Teil deines Weges.

Wofür es sich zu leben lohnt

Als sich herumspricht, dass die alte weise Frau, die schon so lange allein mitten zwischen ihren alten Büchern lebt, bald sterben wird, kommen Menschen von nah und fern, um ihr Fragen zu stellen: zum Leben, zum Sterben und zum Danach, was wohl nach diesem Leben kommt. Von ihr erhoffen die Suchenden Antworten auf die Fragen, die ihr Herz bewegen.

„Ich frage mich, wofür es sich noch zu leben lohnt", sagt eine Frau leise. „Meinen Partner musste ich zu Grabe tragen. Jetzt bin ich allein. Gemeinsam hatte das Leben Sinn. Nun gibt es kein Ziel mehr und nichts, wofür es sich noch zu leben lohnt."

Es scheint, als ob die traurige Frau diese Sätze eher zu sich spricht. Also antwortet die alte weise Frau nicht darauf, sondern erzählt diese Geschichte:

„In einem fernen Land – lange vor unserer Zeitrechnung – war es üblich, dass, wenn ein König starb, seine Gattin mit ihm in den Tod gehen musste, als Gefährtin auf dem Weg ins Jenseits.

Also wurde die Frau des Königs mit ihrem Gatten begraben, unabhängig von ihrem Alter. Zwei Ausnahmen gab es für diese Regel. War die Frau sehr krank, so durfte sie weiter leben. Denn eine kranke Frau, so sagte man, könne dem König auf dem Weg ins Jenseits keine Hilfe sein. Sie würde ihm sowieso bald folgen. Ebenso verhielt es sich, wenn die Frau geistig verwirrt war. Sie würde ihn belasten, sagte man. Also ließ man einer solchen Frau das Leben.

Es begab sich nun, dass ein junger König im Kampf schwer verletzt wurde. Er rang mit dem Tod, doch starb er nach einigen Wochen. Sein Gesicht war noch schmerzverzerrt, als er zu Grabe gelegt wurde. Als man seine Frau holen wollte, sie zu ihm ins Grab zu legen, musste man erfahren, dass der Schmerz um Krankheit und Verlust ihres geliebten Gatten ihren Geist verwirrt hatte.

Den größten Teil der Tage verbrachte sie damit, mit einem großen Korb durch den Palast, Straßen und über Felder zu gehen. Schier endlos betrachtete sie dabei die Pflanzen, den Sonnenuntergang sowie des Nachts die Sterne. Sie lächelte fremden Menschen zu und spielte mit Kindern auf der Straße. Einige behaupteten, man habe sie mit Tieren sprechen gehört.

Nein, diese Frau sollte nicht mit dem König gehen. So behielt sie ihr Leben.

Mit der Zeit vergaß man sie und den König.

Jahrtausende später stießen Forscher auf ein Grab aus jener Zeit. Als man es öffnete, fand man darin zwei mumifizierte Menschen: den Leichnam eines jungen Königs und neben ihm den Leichnam einer viel älteren Frau, die einen großen Korb umschlungen hielt. Man rätselte, wer die Frau sei, da Könige doch ihre Gattin mit ins Grab nahmen. Erst als man den Text auf der Schriftrolle entzifferte, die als einzige Beigabe im Korb lag, wusste man, wer hier ewige Ruhe gefunden hatte:

'Hier bin ich nun, mein Liebster. Ich habe den Weg vollendet, dessen ersten Abschnitt wir gemeinsam gingen. Denn schmerzerfüllt und mit leeren Händen wollte ich dir nicht folgen.

Ich habe mir Zeit gelassen, die Sonnenstrahlen des Tages zu sammeln sowie das nächtliche Glitzern der Sterne, den Anblick wunderbarer Blumen, den Duft frisch gemähter Wiesen, die fragenden Blicke der Fremden und das lebendige Lachen der Kinder, auch Trauer und Trost, Einsamkeit und Erfüllung, Sehnsucht und Glück.

So kann ich dir nun viel von dem mitbringen, was dir nicht mehr vergönnt war. All das wäre für uns verloren gewesen, wenn ich nicht weiter durchs Leben gegangen wäre. Nun haben wir all dies für unseren weiteren Weg in die Ewigkeit.'

Die Forscher, die das Grab geöffnet hatten, berichteten, dass man im Gesicht des verstorbenen Königs deutlich ein Lächeln erkannt habe."

Als die alte weise Frau, die zwischen ihren Büchern sitzt, diese Erzählung beendet hat, bleibt es still. Über die Wangen einiger Zuhörer laufen Tränen.

Niemand sieht die Frau an, die mit ihrer Frage, welchen Sinn ihr Leben noch habe, diese Erzählung ausgelöst hat, bis plötzlich jemand sie spontan und lange umarmt.

Und von irgendwoher klingt ein „Danke" in den Raum.

Durch das Jahr

Gemeinsam gingen wir durch manches Jahr.

Jetzt gehe ich dir voraus.
Mit meinen lieben Wünschen bin ich bei dir und mir.

Dass du durch das Auf und Ab des Jahres
nun nicht allein gehst, wünsch ich dir.

Dass wir uns dabei doch begegnen,
auf dem Weg uns nicht vergessen, wünsch ich mir.

Dass wir weiterhin Vorfreude teilen im Advent,
uns innig umarmen – nicht nur zur Weihnachtszeit.

Dass wir besinnlich zurückblicken,
erwartungsvoll Hoffnung schöpfen,
wenn ein neues Jahr beginnt, wünsche ich uns.

Ich gehe dir voraus.

Dass wir fröhlich feiern, singen, lachen, tanzen,
uns hinter Verkleidungen erkennen,
uns die Masken abnehmen, um uns zu sehen,
wie nur Gott uns kennt. Das wünsch ich uns.

Dass wir im Leid uns beistehen,
uns Mut geben, das Richtige zu sagen,
für das Gerechte zu kämpfen,
das wünsch ich dir und mir.

Lass uns gemeinsam Danke sagen,
uns manchmal die Hand reichen
und uns gegenseitig Kraft geben,
wieder loszulassen.

Lass uns im Auf und Ab des Jahres,
in Freude, Schmerz und Leid,
im Schweigen, im Lachen,
im Hoffen und Danken nicht fern sein.

Dass wir uns nicht ganz verlieren,
manchmal wieder begegnen
und uns irgendwann wirklich wiedersehen,
wünsch ich dir und mir.

Das Tor in die Herzen

Ich erzähle euch die Fortsetzung der alten, bekannten Legende von dem Paar, das vor langer Zeit das Glück suchte. Die beiden hatten in einem alten Buch gelesen, dass es einen Ort gäbe, an dem sich Himmel und Erde berühren. Sie hatten sich aufgemacht, dieses unbeschreibliche Glück zu suchen. Am Ende der Welt sei dieser Ort tiefen Glücks, so sagte man.

Also gingen sie endlose Wege gemeinsam, stiegen über steile Höhen und durchwanderten tiefe Täler. Da würden sie ein Tor finden, hatten sie gehört, durch das man schreiten müsse, hinein ins gemeinsame Glück.

Sie hatten das Tor erreicht, hatten es klopfenden Herzens geöffnet, waren hindurch geschritten und fanden sich wieder daheim, daheim in ihrem gemeinsamen Zuhause. Das hatten sie gelernt: Das Glück findet man am besten gemeinsam, und es wird größer, desto mehr Höhen man gemeinsam genießt und desto mehr Tiefen man miteinander durchwandert.

Soweit kennt ihr die Legende, doch wie ging das Leben der beiden weiter?

Das gefundene Glück bewahrte sie nicht davor, alt zu werden. Sie spürten zunehmend, dass Lebenszeit begrenzte Zeit ist. Sie wussten, da wird wieder ein Tor sein am Ende des Lebens. Einer wird vorangehen. Doch wohin wird dieses Tor führen? „Es ist ein Tor in den Frieden“, sagten einige. „Es ist ein Tor in die Heimat“, ergänzten andere. „Das Tor führt in ewige Ruhe“, hörten sie.

„Frieden – gut“, sagten die beiden, „Ruhe, Heimat – schön; doch wir träumen von mehr. Wir sind durch das Leben gemeinsam gegangen, unzertrennlich geworden. Ist es nicht möglich, dass Himmel und Erde sich für uns wieder berühren, jenseits des Tores?“

Einer der beiden Menschen machte sich schließlich noch einmal auf den Weg. Die Legende berichtet nicht, welcher von beiden. Doch es war der Weg ans Ende der Zeit, um dort durch das Tor zu treten, zu sehen, was sein wird. Dem Anderen dieser beiden blieb nur, machtlos, schmerzenden Herzens nachzublicken.

Der Vorangehende stand schließlich vor dem Tor, blickte noch einmal wehmütig zurück, öffnete es und schritt hindurch. Es ist fast wie damals, dachte er, wie damals, als wir gemeinsam durch das Tor gingen. Im selben Augenblick befand er sich im Herzen des Menschen, dem er so sehr verbunden war.

Der Mensch, der nachblickte, spürte dies. Und er merkte, wie auch die Herzen der Anderen, die liebevoll trauerten, bebten. Das verband die Zurückgebliebenen. Es hatte jemand in ihren Herzen ein Zuhause gefunden.

Einer flüsterte: „Das letzte Tor, durch das du gehst am Ende deiner Zeit, ist das Tor in die Herzen derer, die dich lieben.“

Es war, als ob der Himmel die Erde erneut berührt.

Der unbekannte Weg

Vor mir liegt ein unbekannter Weg,
den ich nun wohl alleine geh.
Ich geh voraus.

Wohin der Weg mich führt,
ich weiß es nicht.
Zu hoffen wage ich jedoch,
dass eure Liebe mich umgibt.

Mein Weg darf gerne endlos sein,
selbst ohne Ziel.
Ich kann ihn gehen,
solang ich diese Liebe spür.

Lasst mich nun los und bleibt mir nah,
dann bin ich doch nicht ganz allein.
So kann ich gehen.

Getrost und hoffnungsvoll ruf ich adieu,
und leise füge ich hinzu:
Bis dann.

Bestimmt gibt es ein Wiedersehn.
Ich weiß nicht, wo und wie und wann,
und rufe doch:
Bis dann!

Der Dank bleibt

Der ewig kleine Prinz setzt sich gern zu Menschen auf die Bank im Park. Da begegnet er denen, die innehalten, sich besinnen, ausspannen, zurück oder in die Zukunft blicken und sich zumeist einlassen auf ein Gespräch mit ihm.

„Wir sind zusammen alt geworden“, sagte eine Frau.

„Sehr alt“, ergänzte der Mann an ihrer Seite. „Aber wir sind dankbar und glücklich, immer noch glücklich.“

„Gern lerne ich etwas über das Glücklichsein“, sagte der ewig kleine Prinz. „Ich habe schon viel gelernt über Traurigkeit, über Sorge und Not, wenig über das Glück. Ich spüre, ihr lebt glücklich miteinander, ihr strahlt es aus. Sicher ist euer Zusammenleben geprägt von Harmonie und ihr habt euch nie gestritten.“

„Nie gestritten?“, wiederholte der Mann. „Wir ...“

„Sehr oft“, fiel ihm die Frau ins Wort. „Oh doch, wir haben immer wieder Meinungsverschiedenheiten ausgetragen. Dennoch blicken wir dankbar auf die gemeinsame Zeit zurück; wir sind glücklich.“

„Dankbar seid ihr, weil ihr sicher viel Glück hattet. Ihr bliebt verschont von Krankheit und Schmerz, von Trauer und von Rückschlägen“, sagte der kleine Prinz. „Das erklärt eure Zufriedenheit.“

„Krankheit“, antwortete der Mann, „davon können wir ein Lied singen.“

„Und von Schmerzen“, ergänzte die Frau, „auch von traurigen Zeiten.“

„Ich dachte, ihr seid so glücklich, weil euer Leben verschont war von Sorge und Not. Aber ihr habt alle Höhen und Tiefen eines Menschenlebens durchlebt“, sagte der kleine Prinz. „Und doch sprecht ihr von Glück.“

„Wenn ich auf unser Leben zurückschaue“, sagte die Frau, „denke ich, wir sind noch heute so glücklich, weil wir stets dankbar waren, immer wieder dankbar.“

„Bald geht einer von uns voraus“, fügte der Mann an. „Der andere sitzt dann allein auf dieser Bank und blickt zurück.“

„Das Glück wird dann wie weggeblasen sein“, sagte der kleine Prinz. „Schmerz wird das Herz regieren.“

„Ja, wenn wir daran denken, kommt schon jetzt Traurigkeit auf. Doch die Dankbarkeit wird bleiben“, sprach die Frau, während sie sich eine Träne aus dem Auge wischte. „Die Trauer darf nicht den Dank erdrücken. Das wäre ungerecht den Menschen gegenüber und dem Gott, der uns so viel schenkte. So wird das Glück weiter in unseren Herzen sein über das Leben hinaus.“

„Glück und Dankbarkeit gehören zusammen?“, fragte der kleine Prinz.

„Ich denke, Dankbarkeit ist ein wichtiger Schlüssel“, sprach der Mann. „Glücklich kann nur sein, wer dankbar ist. Lässt du auch in schweren Zeiten Dankbarkeit in dein Herz, so wird das Glück nicht ganz erlöschen und es wird die Zeit kommen, da deine Seele wieder aufblüht.“

„Ich habe von euch zwei alten Menschen viel gelernt über das Glück der Menschen“, sagte der ewig kleine Prinz. Und er wiederholte, um es sich zu merken: „Glücklich kann nur sein, wer dankbar ist. Lässt du auch in schweren Zeiten Dankbarkeit in dein Herz, so wird das Glück nicht ganz erlöschen und es wird die Zeit kommen, da deine Seele wieder aufblüht.“

Dankbarkeit

Ich schau zurück auf meinen Lebensweg:

Geborgen fühlte ich mich meist,
wohin der Weg auch ging.
Denn wie ein Hirte seinen Schafen Gutes tut,
so war mein Gott auch stets für mich.

Durch tiefe Täler schickte dieser Hirte mich.
Verzweifelt schrie ich oft:
Mein Gott, mein Gott, ich schaff es nicht allein!

Ich ging, ich lief, ich kroch so manches Mal
durch finstre Schluchten,
über steile Höhn fand ich mein Ziel.

Erst später dann erkannte ich,
dass seine Hand mich hielt,
sein Hirtenstab den Halt mir gab
und sein Wort die Kraft zu gehen.

So fürchte ich mich nicht,
wenn unbekanntes Land jetzt vor mir liegt.
Was sich da auftut, weiß ich nicht.
Doch Einsamkeit ist's nicht, der Hirte ist noch da.

Bedenke ich, was er mir bisher gab,
so träume ich nun gern vom weiten, hellen Land,
vom reich gedeckten Tisch.

Der Hirte wehrt die Feinde ab,
breitet die Arme aus,
empfängt mich wie ein Schaf,
das schon verloren war.

Er gibt mir, was ich brauche.
Ich danke euch und blick auf ihn,
wenn ich nun weitergeh.

Er führt auch dich durchs dunkle Tal.
Vielleicht spürst du es später erst,
dass seine Hand dich hielt.

Ich sorge nicht.
Ich bin am Ziel.

Trauer geht ihren Weg

Es war bitterkalter Winter, als der ewig kleine Prinz in ein Trauerhaus trat.

„Ein geliebter Mensch hat uns für immer verlassen“, sagte jemand.

„Ich spüre die Trauer und den Schmerz in euren Herzen“, flüsterte der kleine Prinz.

„Es wird nie wieder wie früher“, sprach jemand in die Stille. „Mit einem Schlag hat sich die Welt verändert.“

„Es wird nie wieder gut“, ergänzte ein Anderer. „Der Schmerz ist unendlich; unsere Herzen werden nie mehr die Kraft finden, unbeschwert zu schlagen.“

„Ist das Leben der Menschen nicht ein Auf und Ab?“, fragte der Prinz vorsichtig. „Ist es nicht so, dass den Zeiten des Schmerzes eine Zeit des Aufatmens folgt ...“

„Diesmal nicht“, warf jemand ein.

„... dass die Seele heilt und wieder neue Kraft schöpfen kann?“, fuhr der kleine Prinz fort.

„Dann vertreibe doch unseren Schmerz“, sprach noch jemand. „Hilf uns, neuen Atem zu finden, Hoffnung zu spüren.“

„Die Trauer geht ihren eigenen Weg“, sagte der kleine Prinz, „du kannst nichts erzwingen. Vertraue dich ihr an und sie wird dir neuen Atem und neue Hoffnung schenken – zu ihrer Zeit.“

„Unvorstellbar“, schluchzte jemand mit Tränen in den Augen, „zu tief ist dieser Schmerz. Alle Sinne sind mir geraubt; meine Seele ist erdrückt. Alle Hoffnung ist erstorben.“

„Ich spüre die Trauer und den Schmerz in euren Herzen“, sprach der kleine Prinz. „Ich bin mit guten Gedanken bei euch; doch nun muss ich euren Planeten verlassen. Der Winter ist so kalt. Ich kann die eisige Kälte in eurer Welt nicht ewig ertragen. Und es ist so dunkel, ich sehe die Sonne kaum. Nichts wächst, ich sehe keine Blumen. Ich vermisse die Rosen, die ich so liebe.“

„Das bleibt nicht so“, versicherte ihm jemand, „es wird bald wärmer. Die Sonne wird wieder scheinen, die Blumen werden wieder blühen; auch deine geliebten Rosen wirst du wiedersehen.“

„Wie soll die Sonne wieder scheinen, wo sie doch verblasst ist? Wie soll sie wieder Wärme spenden, wo sie doch alle Kraft verloren hat? Wie sollen die Blumen wieder blühen, wo sie doch erstorben sind? Und wenn es wirklich so ist, wie ihr sagt, dann macht jetzt, dass der kalte Sturm nachlässt, dass der Schnee schmilzt, die Sonne scheint, die Blumen blühen.“

„Das liegt nicht in unserer Hand“, belehrte ihn einer. „Aber jedem Winter folgt ein Frühling, so wie jeder Nacht ein Morgen folgt. Der Frost wird weichen, die erstorbene Natur wird erwachen und die Blumen werden neu erblühen.“

„Erzwingen lässt es sich nicht; das sind die Wege, die das Leben geht“, ergänzte ein Anderer. „Das Unvorstellbare geschieht wie von Gottes Hand. Wir können nur vertrauen und dankbar sein.“

„Ihr seid so wundersame Wesen, ihr Menschen“, sagte der Prinz. „Schön, dass die Sonne für euch wieder scheinen wird, dass ihr es wieder warm haben werdet. Doch ich muss weiter. Ich denke an euch. Und wenn meine geliebten Rosen neu blühen, werde ich wieder da sein.“

Während der kleine Prinz das Trauerhaus verließ, sprach er zu sich, um es sich zu merken: „Von ganz allein folgt jeder Nacht ein neuer Tag, jedem Winter ein neuer Frühling, und das Dunkle des Lebens wird wieder hell wie von Gottes Hand. Erzwingen lässt es sich nicht. Gib dich dem Lauf des Lebens hin, vertraue und danke.“

Die Trauer

Die Trauer wird dein Begleiter sein, doch nimm sie an.
Vertreiben lässt sie sich nicht, gib ihr Raum.
Wecken wird sie dich am frühen Morgen,
erschrecke dich nicht.

Sie begleitet dich durch den Tag,
lass sie an deiner Seite sein.
Sie geht mit dir in den Abend,
lässt selbst im Schlaf dich nicht allein.

Trauer wird dich bedrücken.
Sie wird dich schütteln, manchmal würgen,
doch streicheln auch, tragen, wenn du ganz unten bist,
auffangen, damit du nicht den Halt verlierst.

Sag der Trauer nicht, wann sie verschwinden soll.
Sie weiß es selbst und besser noch als du
sowie all die Anderen, die sie vertreiben wollen.

Erst ist sie ständig da,
dann gibt sie Raum und lässt dir Zeit.
Ganz geht sie nie.
Ein Leben lang wird sie in deiner Nähe sein,
und immer wieder mal schaut sie herein.

Nimm sie als Ausdruck deiner Liebe,
als Engel, der dir Nachricht bringt,
als Dankesruf durch Raum und Zeit,
als Zeichen aus der Ewigkeit.

Mit den Augen der Liebe

Der ewig kleine Prinz ging, den Fuchs noch einmal zu treffen, mit dem er so gern an der Lichtung im Wald saß und über die bedeutenden Fragen des Lebens sprach.

„Nun geht auch diese meine Reise dem Ende zu“, sagte der kleine Prinz.

„Jede Reise hat ein Ende“, sprach der kleine Fuchs. „Aber du hast wieder viel gelernt über Geburt und Tod, über Freude und Trauer, Hoffnung und Verzweiflung.“

„Ja“, sagte der Prinz, „und gelernt, dass vieles anders ist, als es scheint. Manch reiche Menschen sind bei genauer Betrachtung sehr arm und manche, die wenig Besitz haben, sind sehr reich. Manch Großes ist eigentlich unbedeutend und manch Kleines kann weltbewegend sein. In mancher Schönheit liegt Hässlichkeit und scheinbar Hässliches kann voll Schönheit sein.“

Der Fuchs schwieg.

„Diese Erkenntnis scheint mir sehr bedeutend“, sprach der kleine Prinz weiter. „Das Bemerkenswerte im Leben der Menschen verbirgt sich oft wie hinter einer von Eis bedeckten Fensterscheibe.“

„Man muss kratzen, um zu erkennen“, sagte der Fuchs.

„Doch schnell ist das Eis wieder da und der Blick wieder getrübt“, warf der Prinz ein. „Erst wenn Wärme das Eis schmelzen lässt, sieht man die Dinge des Lebens in neuem Licht. Man erkennt sogar, dass manches, das voll Leben scheint, vom Tod umfangen ist, und mitten im Tod sieht man das Leben.“

„Mitten im Tod sieht man das Leben“, wiederholte der Fuchs bedächtig prüfend.

„Lass dich in Gedanken in eine Trauerhalle führen“, sagte der kleine Prinz. „Du wirst sehen.“

Der Fuchs schwieg.

„Und?“, fragte der Prinz, nachdem er dem Fuchs eine Weile Zeit gelassen hatte.

„Kälte, Einsamkeit“, sagte der Fuchs. „Tränen der Trauer, zerstörte Seelen, Trennung, Verzweiflung, Schluchzen, Leere, Leiden, zerrissene Verbindung, Ende – all das sehe ich. Ich sehe Tod.“

„Wärme“, sprach der Prinz, „die Wärme der Herzen, Tränen der Liebe, Licht des Dankes sehe ich. Erinnerungen an glückliche Zeiten miteinander, Verbundenheit, haltende Hände, die Fülle der Sehnsucht, Worte des Trosts, Mitgefühl, ein Netz, das die Menschen verbindet, miteinander und mit denen, die nicht mehr bei uns sind, Liebe über den Tod hinaus – all das sehe ich. Ich sehe Leben.“

„Du schaust mit anderen Augen“, sagte der kleine Fuchs.

„Mit den Augen der Liebe; so kann man sehen, wenn Liebe das Herz wärmt“, sagte der Prinz.

„Ich verstehe. Doch wie kann Kleines groß sein und Großes klein, wie kann im Reichtum Armut liegen und in der Armut Reichtum, wie kann ...?“

„Genau so“, unterbrach ihn der Prinz, „genau so. Wenn ich wieder bei dir bin, werden wir darüber reden. Doch du wirst es selber sehen. Denke daran: Der Schlüssel ist die Liebe.“

„Wenn Liebe das Herz wärmt, sieht man mit neuen Augen“, murmelte der Fuchs, während der Prinz ihn verließ. „Selbst im Tod kann Leben liegen. Man erkennt es deutlich, wenn man mit den Augen der Liebe sieht.“

Glaube, Hoffnung, Liebe

Glaube – Glaube erleuchtet,
lässt dich vieles in neuem Licht sehen.
Glaube zeigt dir Armut im Reichtum
und den Reichtum inmitten von Armut,
Schwäche in der Stärke
und die Stärke der Schwachen,
den Tod mitten im Leben
und das Leben mitten im Sterben.

Hoffnung – Hoffnung beflügelt,
lässt dich weiter schauen.
Hoffnung öffnet deinen Blick
über das Selbstverständliche hinaus,
über die Grenzen hinweg,
durch das Dunkel hindurch,
für das Weiter jenseits des Endes.

Liebe – Liebe beseelt, lässt mit dem Herzen sehen.
Liebe zeigt dir,
was das Auge nicht sieht,
das Ohr nicht hört,
das Denken nicht erkennt,
der Verstand nie begreift.
Liebe bringt dich auf die Welt,
schickt dich durch das Leben,
trägt dich über das Leben hinaus.

Ewig bleiben Glaube, Hoffnung, Liebe, diese drei.
Am größten ist die Liebe.

Geschenkte Zeit

„Wie konnte er mich einfach so zurücklassen", klagt eine trauernde Frau mit Tränen in den Augen. „Er war der Mittelpunkt meines Lebens. Ich war immer für ihn da. Jetzt ist er einfach vorangegangen, lässt mich allein hier. Das habe ich nicht verdient. Es ist wie eine Strafe. Unser Leben war wie eine wunderbare Reise, und nun dieses schreckliche Ende. Alles Schöne ist plötzlich zerstört. Warum muss die Reise so enden? Warum tut er mir das an und warum straft Gott mich so?"

„Ja, das Leben ist wie eine Reise; das gemeinsame Leben gleicht einer gemeinsamen Reise", sagt die alte weise Frau. „Wenn eine Reise zu Ende geht, kann das sehr schmerzvoll sein. Ich entsinne mich an meine schönste Reise vor langer Zeit, als junges Mädchen. Ich war an herrlichen Orten. Die Sonne streichelte meine Seele. Ich lernte nette Menschen kennen. Ich war so glücklich und wünschte, die Reise möge nie enden. Doch natürlich endete sie. Mir war damals, als ob ich in ein tiefes Loch falle. Ich war so leer. Die wunderbaren Erlebnisse lagen hinter mir; was vor mir lag, wusste ich nicht. Ich sehe mich da noch allein sitzen, so unendlich traurig. Warum strafst du mich so, mein Gott?, rief meine Seele.

Ich träumte mich immer wieder zurück. Dabei merkte ich, dass ich während der Reise gar nicht die Zeit gehabt hatte, alle Eindrücke zu verarbeiten. Nun ließ ich Erinnerungen an mir vorbeiwandern, betrachtete sie und bewahrte das Schöne im Herzen. So mischte sich in meine Traurigkeit mehr und mehr auch Dank, Dank für die Zeit, die hinter mir lag.

Als ob eine Stimme sagte: Dir war eine wunderbare Reise geschenkt; nun schenke ich dir Zeit, das Vergangene zu betrachten. Ich schenke dir Zeit zurückzublicken, Erinnerungen zu bewahren, abzuschließen, was noch offen ist, und zu danken. Nimm die Zeit aus meiner Hand. Es ist keine Strafe, es ist mein Geschenk.

Nun, im Rückblick, finde ich beide Abschnitte meines Lebens bedeutsam, sie gehören zusammen. Ich bin gereift, durch die Reise und die Zeit danach", beendet die alte weise Frau ihre laut ausgesprochenen Gedanken.

„Auch dunkle Abschnitte im Leben haben ihre Bedeutung. Sie geben der Seele Zeit, in die Tiefen des Lebens einzudringen, und der Dankbarkeit Zeit zu wachsen", fügt jemand aus der Gruppe der Zuhörenden an.

„Ich habe mich schon wieder in Erinnerungen verloren", sagt die alte weise Frau mit Blick auf die Trauernde. „Manchmal passiert mir das. Dabei hast du mir doch eine Frage gestellt. Aber ich kann dir nicht sagen, warum Gott dir den Schmerz zumutet."

„Auch dunkle Abschnitte im Leben haben ihre Bedeutung. Sie geben der Seele Zeit, in die Tiefen des Lebens einzudringen, und der Dankbarkeit Zeit zu wachsen", wiederholt die Trauernde leise, als ob sie prüfe, inwieweit sie diese Sätze für sich annehmen kann. In ihren Augen stehen noch Tränen. Doch sanft wirkt ihr Gesicht nun.

„Die Zeit, auf die ich zurückblicken kann, war ein Geschenk", sagt sie laut. „Dankbarkeit empfinde ich mitten in meiner Trauer. Ob ich auch die Zeit, die vor mir liegt, je als Geschenk sehen kann, weiß ich nicht. Wenn es ein Geschenk ist, dann eines, das sehr verpackt ist. Vielleicht wird mir meine Dankbarkeit für das Vergangene helfen, es auszupacken und das Geschenk als solches zu erkennen."

Verwundete Zeit

Mit dem Abschied des geliebten Menschen
erstarb für dich die Zeit.

Unsere Blicke treffen sich,
doch es ist, als ob wir in verschiedenen Zeiten leben.

Meine Zeit ist nicht deine Zeit.
Für dich ist sie stehen geblieben.

Wie in einem leeren Raum bewegst du dich.

Die Farben der Jahreszeit, die ich dankbar aufsauge,
erreichen dich nicht.

Die Sonnenstrahlen, die mein Gesicht erhellen,
leuchten nicht in dein Dunkel.

Die Klänge der Welt, die mich so beschwingen,
dringen nicht an dein Ohr.

Schwere liegt auf deinen Gedanken.
Du möchtest gerne meine Zeit mit mir teilen.

Ich würde viel dafür geben,
den Weg in deiner Zeit mit dir zu gehen.

Zeit heilt alle Wunden, denke ich.
Ich versuche, dir das zuzurufen,
um irgendwas zu tun für dich.

Ich weiß, dass solche Worte dich nicht erreichen können.

Und so gebe ich dir die Zeit,
von der ich hoffe, dass sie heilend dich begleitet.

Ich kann sie nicht beschleunigen.
Sie geht mit dir Hand in Hand,
nimmt den Rhythmus deiner Seele an.

Ich weiß, dass du der Zeit nicht traust.
Ich sehe deine bangen Fragen:
„Was ist, wenn sie doch nicht alle Wunden heilt?
Wie groß werden dann die Schmerzen bleiben?
Gibt die Zeit ihren Heilungsversuch irgendwann auf?
Wie wetterfühlig werden die Narben sein?"

Ich weiß, dass deine Zeit und meine Zeit
wieder ineinanderfließen werden.
Dann erst werden wir uns wieder wirklich sehen,
verstehen, begegnen.

Dann wird die Zeit für uns die gleiche sein.
Wir werden uns unsere Narben zeigen
und uns näher sein als je zuvor.

Epilog

Der ewig kleine Prinz hat von der alten weisen Frau gehört. Er will sie kennenlernen, also geht er zu ihr. Er ist früh am Morgen ihr erster und einziger Besucher. Sie sitzt schon zwischen ihren Büchern, den Büchern mit Sprüchen, Gedichten und Geschichten.

„Du bist so weise", sagt der kleine Prinz.

„Ach, ich lebe in einem Tresor von Büchern", wehrt sie ab, „ich erzähle nur die Geschichten."

„Sind es wahre Geschichten?", fragt der Prinz.

„Du meinst, ob sie sich wirklich ereignet haben?", fragt die alte Frau zurück. „Vielleicht, vielleicht auch nicht. Vielleicht so oder anders; aber es sind Geschichten voller Weisheiten über das Leben der Menschen, also über Geburt, Hoffnung, Verzweiflung, Trauer, Tod, Liebe und den Sinn des Seins."

„Dann sind es wahre Geschichten", spricht der kleine Prinz zufrieden. „Dann lebst du in einem Tresor von Weisheiten. Geschichten sind so wichtig; sie ermöglichen den Gedanken zu fliegen. So kann man hinter die Mauern schauen. So kann man die Zeit durchbrechen. Es entstehen Verbindungen zu den Menschen, die nicht mehr da sind."

Sie betrachtet ihn. „Du bist der Weise", sagt sie schmeichelnd.

„Ach", wehrt er ab, „ich stelle nur Fragen."

„Fragen sind so wichtig wie Geschichten", entgegnet die alte weise Frau. „Sie geben Raum, Antworten zu suchen und gemeinsam zu finden. Behutsame Fragen können bewegen und verwandeln."

„Du verstehst mich", sagt der kleine Prinz. „Ich traf viele Menschen, die Fragen nicht mögen. Sie warten auf jemanden, der schnell Antworten gibt auf Fragen, die noch nicht gestellt wurden. Das bewahrt sie davor, selbst zu denken."

„Ich mag dich", spricht die alte weise Frau.

„Lass uns hinausgehen zu den Menschen", schlägt der kleine Prinz vor. „Gemeinsam können wir Fragen stellen und Geschichten erzählen."

„Das wäre für mich ein Neuanfang. Doch ich bin alt, mein Leben neigt sich einem Ende zu, keinem Anfang. Die Menschen draußen sind jung. Meine alten Geschichten über Geburt, Trauer, Hoffnung, Tod und Liebe sind für sie nicht mehr von Bedeutung. Ihr Leben ist sehr schnell; es dreht sich um neue, technische Dinge."

„Kann man nicht alt und doch jung sein?", fragt der kleine Prinz. „Kann im Ende kein Anfang liegen? Und was ist unwichtig, was ist bedeutsam, was ist ...?"

„Lass uns hinausgehen", fällt ihm die alte weise Frau ins Wort.

Der kleine Prinz öffnet die Tür des kleinen, unscheinbaren Hauses, das hier schon immer stand, jedenfalls schon, als die ältesten Bewohner noch Kinder waren, als die Stadt noch ein

Dorf war, bevor die Banken, Versicherungen und Weltkonzerne ringsherum ihre mächtigen Gebäude mit prächtigen, gläsernen Fassaden errichteten. Das Licht des Morgens bricht in den Raum.

„Und?", spricht der kleine Prinz.

„Ich sehe eilende Menschen", antwortet sie, „ohne Aufmerksamkeit füreinander, auf der Suche nach schneller, stabiler Datenübertragung, ihren Blick auf technische Geräte gerichtet."

„Und?", fragt der kleine Prinz abermals.

„Ich sehe, dass jeder dieser Menschen geboren wurde und sterben wird. Ich sehe, wie das Wissen darüber sie verbindet; wie das Leben eines jeden gefüllt ist mit Sehnsucht, Enttäuschung, Zweifel, Liebe, Abschied, Trauer und Hoffnung; wie sie die Tiefe des Lebens suchen. Ich sehe, wie diese Menschen auf neuen Wegen der Kommunikation miteinander verbunden sind."

„Wenn man mit den Augen der Liebe sieht", fügt der kleine Prinz hinzu.